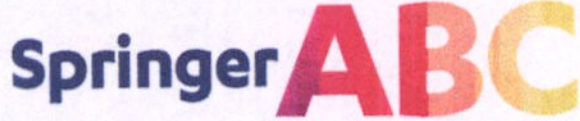

Carlo Catalano · Alessandro Napoli ·
Beatrice Cavallo Marincola

L'angio-TC dell'aorta

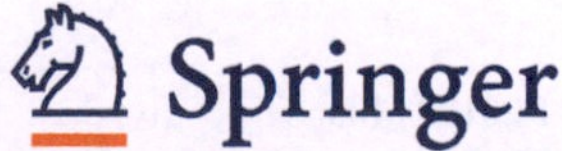

Carlo Catalano
Alessandro Napoli
Beatrice Cavallo Marincola
Dipartimento di Scienze Radiologiche
Policlinico Umberto I
Sapienza Università di Roma, Roma

Serie Springer ABC a cura di
Daniele Regge
Direzione Operativa di Radiodiagnostica
Istituto per la Ricerca e la Cura del Cancro (IRCC)
Candiolo (TO)

ISSN 2240-7308

ISBN 978-88-470-2729-9   ISBN 978-88-470-2730-5 (eBook)
DOI 10.1007/978-88-470-2730-5

9 8 7 6 5 4 3 2 1   2012   2013   2014

Layout copertina: Ikona S.r.l., Milano

Impaginazione: Ikona S.r.l., Milano

Springer-Verlag Italia S.r.l., Via Decembrio 28, I-20137 Milano
Springer fa parte di Springer Science+Business Media (www.springer.com)

Prefazione

Ormai da diversi anni il rapido sviluppo tecnologico delle apparecchiature TC e dei sistemi di visualizzazione delle immagini ha consentito un imponente ingresso della tecnica di Angio-TC nella pratica clinico-diagnostica, con progressiva sostituzione dell'angiografia tradizionale, attualmente riservata alle procedure interventistiche terapeutiche. L'angio-TC ha infatti assunto un ruolo di primo piano sia nello studio in elezione che in situazioni di urgenza/emergenza, garantendo in ogni caso immagini di qualità ottimale (anche in presenza di pazienti non collaboranti) e di facile interpretazione per i colleghi clinici/chirurghi.

Per questo motivo l'obiettivo del presente testo è di avvicinare il radiologo alle tecniche di imaging vascolare con la massima semplicità e praticità possibili, cercando di riportare in maniera esaustiva le basi della tecnica d'esame, le principali patologie che si possono incontrare nella pratica clinica ed infine i quadri normali e patologici da riconoscere nello studio post-operatorio.

Il nostro augurio più vivo è pertanto di stimolare l'interesse del radiologo generale all'imaging vascolare, al fine di acquisire le capacità essenziali a fornire le informazioni necessarie per ottenere un corretto management clinico-terapeutico del paziente.

Maggio 2012

Carlo Catalano
Alessandro Napoli
Beatrice Cavallo Marincola

Indice

Introduzione

L'imaging vascolare rappresenta un campo della radiologia in continua evoluzione grazie alle apparecchiature progressivamente sempre più avanzate e ai software di ricostruzione sempre più completi. Il radiologo deve pertanto acquisire familiarità con le immagini TC per identificare precocemente le molteplici patologie esistenti (malformative congenite, traumatiche, degenerative) e assistere i chirurghi nella pianificazione pre-operatoria.

Attualmente, l'angio-TC è la metodica d'imaging maggiormente richiesta grazie alla rapidità nell'esecuzione tecnica, alla relativa semplicità nella visualizzazione delle immagini, alla possibilità di ottenere una visione panoramica tridimensionale delle strutture cardiopolmonari e alla sua ampia disponibilità nel territorio. Essa trova, infatti, impiego non solo in situazioni d'urgenza ma anche nella valutazione in elezione dei differenti quadri patologici e nel planning pre-operatorio.

Tecnica d'esame

Prima di iniziare l'esame è fondamentale ottenere il consenso informato del paziente, assicurandosi che non vi siano controindicazioni all'utilizzo di radiazioni o all'iniezione del mezzo di contrasto (ad esempio, allergia o insufficienza renale). Nel caso in cui il paziente sia impossibilitato a fornire il consenso informato (ad esempio nel caso di un paziente in alterato stato di coscienza), bisogna assicurarsi di ottenere il consenso dal responsabile legale (in genere il parente più prossimo). Il paziente è posizionato supino con le braccia estese dietro la testa e un accesso venoso periferico (generalmente una vena antecubitale del braccio) di almeno 20 Gauge. Nel caso in cui sia richiesto uno studio del piano valvolare, del bulbo aortico o dell'aorta ascendente è opportuno acquisire le immagini con tecnica cardio-sincronizzata per cui è indispensabile il posizionamento degli elettrodi sul torace.

A seguito dell'acquisizione di uno scanogramma, la scansione TC è condotta dalla base del collo fino alla sinfisi pubica (sebbene l'aorta addominale anatomicamente termini a livello di L4, per uno studio completo è necessario estendere la scansione sino alle arterie femorali comuni). Lo studio angio-TC dell'aorta non richiede generalmente un'alta dose di radiazioni somministrate al paziente, tuttavia si consiglia di utilizzare, quando possibile, i sistemi di modulazione automatica della dose, disponibili in tutte le apparecchiature TC più recenti *(Tabella 1)*. Una scansione pre-contrastografica è sempre utilizzata in situazioni di urgenza, ma generalmente anche in caso di sospetta patologia della parete vasale (es. ematoma intramurale, aortite) e negli studi post-operatori. La fase arteriosa (acquisita in direzione cranio-caudale) è fondamentale per lo studio dell'aorta; il volume del mezzo di contrasto somministrato varia mediamente da 70 ml a 100 ml, in relazione alla velocità di somministra-

Tabella 1 Parametri tecnici per lo studio angio-TC dell'aorta riferiti a uno scanner multidetettore (64 strati)

TC multidetettore a 64 strati	
kVp	120
mAs	80-120*
Collimazione (mm)	64 × 0,6
Spessore di strato (mm)	1
Intervallo di ricostruzione (mm)	0,8-1

* variabili con l'utilizzo della modulazione automatica della dose

zione e alla durata della scansione. Al fine di ottenere immagini ottimali è preferibile utilizzare un mezzo di contrasto ad alta concentrazione (370-400 mgI/ml) iniettato a una velocità di circa 4-5 mL/s (1,5-2,0 grammi di Iodio/sec) *(Tabella 2) [1–3]*.

Per stabilire un corretto timing della scansione, l'attuale tecnica di bolus tracking è sempre da preferire a un ritardo pre-impostato; la regione di interesse (ROI) che misurerà l'incremento progressivo della densità viene posizionato a livello dell'aorta ascendente o, in caso di uno studio limitato all'aorta addominale, a livello del passaggio toraco-addominale. Il valore soglia impostato per l'inizio automatico della scansione è pari a circa 150 unità Hounsfield (UH).

Particolare attenzione va riservata ai casi di dissezione, ematoma intra-murale o di aneurisma, dove la ROI potrebbe essere accidentalmente posizionata all'interno del falso lume, dell'ematoma o in corrispondenza della porzione di lume occupato da apposizioni trombotiche; in questi casi il pronto avvio manuale della scansione può sopperire l'inconveniente. È sempre consigliabile far seguire all'iniezione del mezzo di con-

Tabella 2 Parametri di somministrazione del mezzo di contrasto

Mezzo di contrasto	
Concentrazione (mgI/mL)	370-400
Volume (mL)	70-100
Volume sol. salina (mL)	30-40
Velocità di flusso (mL/s)	4-5

trasto un piccolo bolo di soluzione fisiologica (circa 30-40 mL) per spingere e compattare il bolo di mezzo di contrasto e lavare l'accesso venoso periferico.

Una fase venosa tardiva (circa 90 secondi dopo l'iniezione) può essere utile nel controllo di endoprotesi aortiche (per identificare eventuali *endoleak* a basso flusso mal visualizzabili in fase arteriosa) o nel sospetto di spandimento ematico extravascolare. Infine anche nei casi in cui la presenza di un voluminoso aneurisma determini una turbolenza di flusso (con conseguente diluizione del mezzo di contrasto) all'interno della dilatazione tale da non permettere di distinguere nella sola fase arteriosa il lume residuo dall'apposizione trombotica periferica, una scansione più tardiva può permettere una corretta visualizzazione del lume vascolare. Terminato l'esame, il radiologo ha a disposizione diverse tecniche di post-processing (Multiplanar Reconstruction, MPR; Maximum Intensity Projection, MIP; Volume Rendering, VR; ecc.) da utilizzare al fine di interpretare al meglio le immagini e di rendere le stesse maggiormente comprensibili sia al paziente che al clinico e al chirurgo.

Scheda riassuntiva

1) Prima di iniziare l'esame assicurarsi di aver ottenuto il consenso informato dal paziente e di non incorrere in controindicazioni all'utilizzo di radiazioni o all'iniezione del mezzo di contrasto (ad esempio allergia o insufficienza renale).

2) Nello studio dell'aorta toracica ascendente e in particolare del piano valvolare, del bulbo aortico e della giunzione seno-tubulare, è indispensabile l'utilizzo della cardio-sincronizzazione al fine di evitare artefatti da pulsazione che potrebbero simulare alterazioni patologiche (ad esempio una dissezione focale).

3) È fondamentale somministrare il mezzo di contrasto ad alto flusso (almeno 4 mL/sec) attraverso un'ago-cannula di calibro adeguato (almeno 20 G); l'utilizzo di un piccolo bolo di soluzione fisiologica iniettata immediatamente dopo aiuta a compattare il bolo di mezzo di contrasto e a lavare l'accesso venoso periferico.

4) È fortemente suggerito l'utilizzo della tecnica del *bolus tracking* al fine di sincronizzare l'acquisizione delle immagini in fase arteriosa con il tempo di circolo del paziente.

5) Le fasi pre-contrastografica e venosa sono preferite generalmente negli studi in emergenza e nell'imaging post-operatorio.

6) Al termine dell'esame è consigliabile utilizzare le differenti e molteplici tecniche di post-processing attualmente disponibili al fine di interpretare le immagini acquisite e renderle maggiormente comprensibili ai colleghi clinici e chirurghi.

Patologia malformativa

Nello studio della patologia malformativa, l'angio-TC ha un ruolo limitato ai casi in cui il sospetto clinico interessi un paziente adulto; spesso infatti queste patologie vengono riscontrate già in età infantile o adolescenziale, per cui si tende a preferire lo studio con angio-RM per evitare di esporre il paziente giovane alle radiazioni. Tra le numerose anomalie di origine e decorso dell'aorta, le patologie che s'incontrano con una frequenza maggiore sono: la pervietà del dotto arterioso di Botallo, la coartazione e la pseudo-coartazione aortica.

Pervietà del dotto arterioso di Botallo

Il dotto di Botallo è un piccolo condotto arterioso che durante la vita intrauterina mette in connessione l'arteria polmonare e l'aorta e che in condizioni normali si chiude spontaneamente dopo poche ore o giorni dalla nascita. Talvolta la chiusura spontanea del dotto non avviene, per cui può persistere uno shunt sinistro-destro di variabile entità [4].

Nonostante l'identificazione di tale reperto sia spesso occasionale, essa assume maggiore importanza nei casi in cui il calibro del dotto sia tale da determinare uno shunt emodinamicamente significativo *(Fig. 1)*. All'imaging si avrà un aumento volumetrico con ipertrofia del ventricolo sinistro associato a dilatazione dell'arteria polmonare se si stabilisce un quadro di ipertensione polmonare.

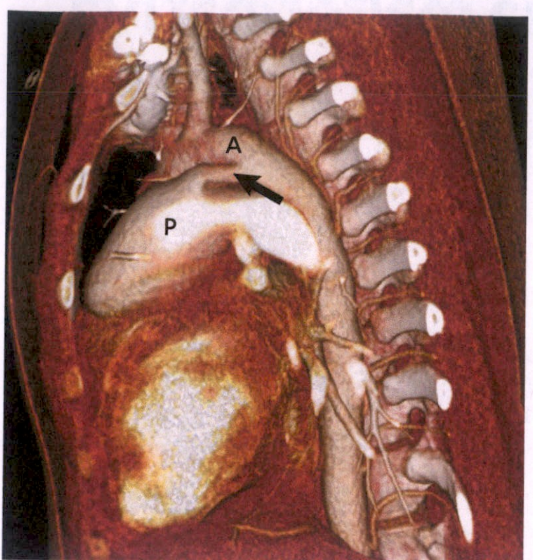

Figura 1 Ricostruzione VR sul piano sagittale obliquo. L'angio-TC permette di visualizzare correttamente la pervietà del dotto di Botallo (*freccia*) tra l'istmo aortico (*A*) e l'origine dell'arteria polmonare sinistra (*P*)

Coartazione aortica

Definita anche stenosi istmica dell'aorta, si presenta come un restringimento del calibro del lume aortico in corrispondenza dell'istmo (tratto di passaggio tra l'arco aortico e l'aorta discendente) *(Fig. 2)* [4]. Spesso lo sviluppo di circoli collaterali (tramite le arterie mammarie interne, le arterie intercostali e i tronchi tireo-cervicali e costo-cervicali), ben visualizzabili all'esame angio-TC, consente di aggirare l'ostacolo emodinamico riconducendo il sangue in aorta toracica discendente.

Pseudo-coartazione aortica

Analogamente alla coartazione, questa patologia si presenta con un restringimento di calibro dell'istmo aortico; in questo caso tuttavia, la stenosi è causata da un inginocchiamento vascolare per fenomeni di trazione esercitati dal legamento arterioso.

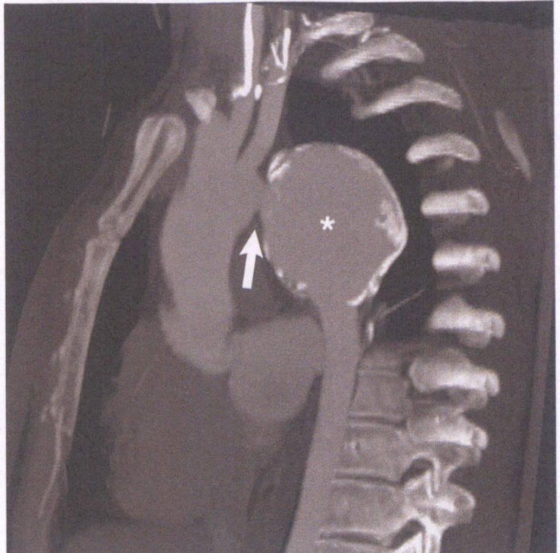

Figura 2 Ricostruzione MIP sul piano sagittale obliquo. La freccia indica un restringimento del lume aortico in corrispondenza dell'istmo. Immediatamente a valle della coartazione si osserva un aneurisma dell'aorta toracica a pareti calcifiche (*asterisco*) (il paziente è affetto da sindrome di Marfan)

Scheda riassuntiva

1) Nello studio delle patologie malformative, l'angio-TC è limitata ai casi in cui il sospetto è in un paziente adulto; nei bambini infatti viene preferita l'angio-RM.

2) In caso di pervietà del dotto arterioso di Botallo, i reperti visualizzabili all'imaging saranno: visualizzazione del dotto, pervio, tra aorta e arteria polmonare, segni di ipertrofia del ventricolo sinistro, dilatazione delle arterie polmonari.

3) La coartazione e la pseudo-coartazione rappresentano due cause di ostruzione all'efflusso ematico. Mentre nel primo caso si visualizza una vera e propria stenosi del lume in sede istmica, nel secondo caso l'angio-TC visualizzerà esclusivamente un inginocchiamento dell'aorta più o meno marcato. Lo studio angio-TC è importante in questi casi anche per identificare la rete arteriosa collaterale che si sviluppa per bypassare l'ostacolo all'efflusso ematico.

Sindromi aortiche acute e patologia traumatica

Nel sospetto di una patologia acuta dell'aorta, l'angio-TC è da considerarsi esame di prima istanza, principalmente grazie al vantaggio della sua rapidità di esecuzione. Tra le patologie più frequenti in questo ambito si ricordano: la dissezione, l'ematoma intramurale, l'ulcera penetrante e lo pseudoaneurisma.

Dissezione

A seguito di un evento traumatico più o meno importante che si stabilisce su una base congenita (disordini del tessuto connettivo) o acquisita (aterosclerosi e ipertensione), si può creare una lacerazione della tonaca intima e di parte della media con conseguente passaggio di sangue all'interno di quest'ultima e creazione di un nuovo lume vascolare definito "falso" [5-7]. Fattori predisponenti sono rappresentati da ipertensione (70%), età avanzata, aterosclerosi, precedenti interventi cardiochirurgici, patologie congenite (sindrome di Marfan, sindrome di Ehlers-Danlos, sindrome di Turner), cardiopatie congenite.

La presentazione clinica è variabile: tipicamente è rappresentata da un dolore toracico molto intenso, acuto, trafittivo, che si irradia alla schiena, e può essere associata a sincope.

In base al tipo di dissezione e alla sua gravità, si distinguono (classificazione di Stanford):

1) **tipo A** (60-70%): coinvolge l'aorta ascendente con o senza l'interessamento dell'aorta discendente *(Fig. 3)*; costituisce un'emergenza (per la

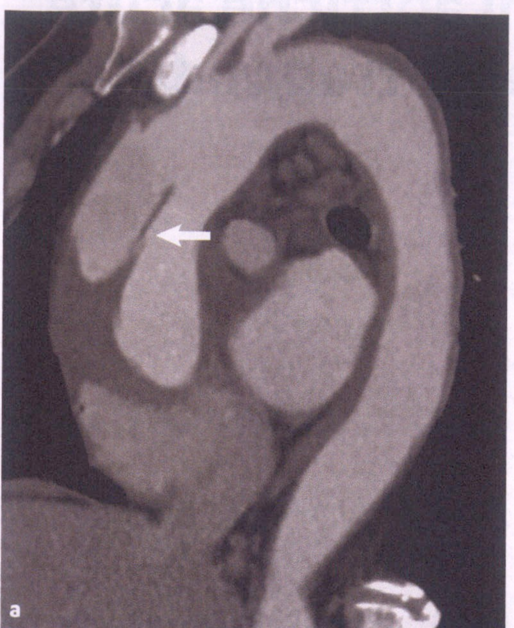

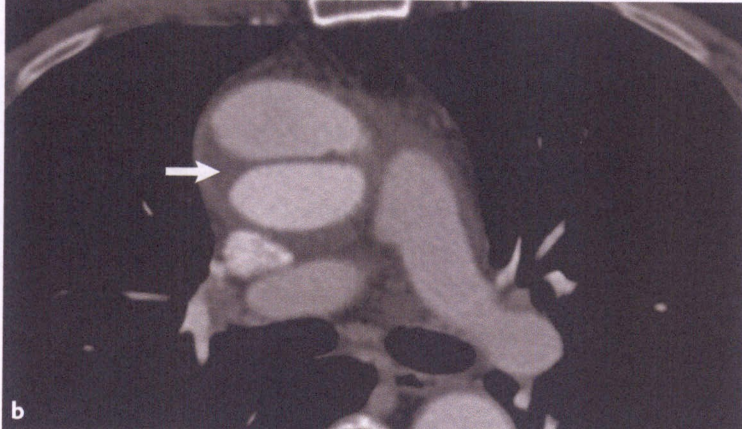

Figura 3 Dissezione aortica di tipo A (in base alla classificazione di Stanford) coinvolgente l'aorta ascendente. La freccia (**a**) indica il flap intimale che separa il lume vero da quello falso. La ricostruzione sul piano assiale (**b**) conferma la presenza del flap intimale (*freccia*) e la posizione del lume falso (anteriore e meno opacizzato) rispetto a quello vero (posteriore e più opacizzato)

possibile estensione della dissezione al piano valvolare e alle arterie coronarie) e il trattamento è di competenza cardiochirurgica;

2) **tipo B** (30-40%): coinvolge esclusivamente l'aorta discendente (il flap intimale è localizzato distalmente all'origine della succlavia sinistra) *(Fig. 4)*; è una condizione di urgenza e il trattamento è di competenza del radiologo interventista (nel caso si voglia intervenire con il posizionamento di un'endoprotesi) o del chirurgo toracico. Tuttavia, nei casi in cui il paziente sia emodinamicamente stabile e non vi siano danni agli organi toraco-addominali, la dissezione di tipo B non necessita di trattamento chirurgico ma può essere semplicemente trattata con farmaci anti-ipertensivi e monitorata nel tempo.

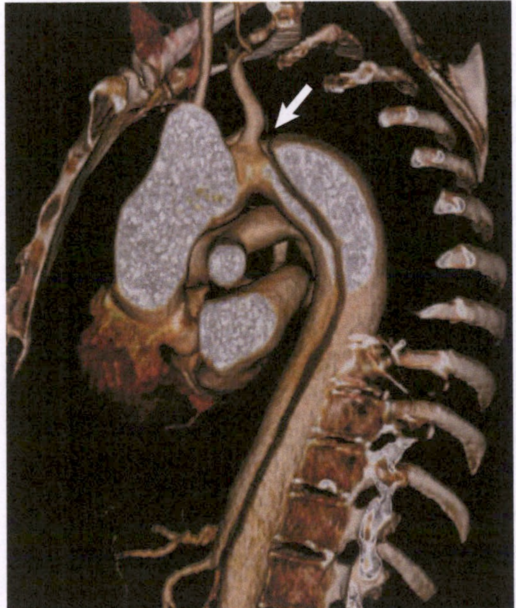

Figura 4 Ricostruzione in VR sul piano sagittale obliquo di un caso di dissezione di tipo B (secondo la classificazione di Stanford). La *freccia* indica il flap intimale con origine a livello dell'istmo aortico e coinvolgimento esclusivo dell'aorta discendente

Nella maggior parte dei casi la dissezione si estende dall'aorta toracica a quella addominale fino alle arterie iliache; è molto raro un interessamento esclusivo del tratto aortico addominale.

Nell'esecuzione di un esame angio-TC per dissezione è sempre bene eseguire una scansione precontrastografica per la visualizzazione di un eventuale ematoma intramurale o di calcificazioni intimali all'interfaccia tra lume vero e falso.

Nel sospetto di una dissezione aortica di tipo A è bene eseguire una scansione arteriosa con tecnica di cardiosincronizzazione per evitare artefatti da pulsazione cardiaca (che potrebbero simulare un flap intimale) e per valutare il coinvolgimento del piano valvolare e delle arterie coronarie. Nel sospetto o nel follow-up di una dissezione di tipo B si può invece effettuare un'acquisizione non cardiosincronizzata. La ROI va posizionata possibilmente nel lume vero, in modo da evitare un ritardo nell'inizio della scansione (il lume falso di opacizza più lentamente).

I segni tipici in angio-TC della dissezione aortica sono:
- la presenza di un lume vero e uno falso: il primo è generalmente più piccolo (in alcuni casi addirittura non visualizzabile) per la presenza di fenomeni compressivi da parte del falso lume. Il secondo invece ha un diametro maggiore (in alcuni casi può anche circondare a 360° il lume vero (cosiddetta "dissezione circonferenziale"), può avere un decorso spiroidale ed è generalmente riconoscibile per la presenza di un angolo acuto che si genera con la parete aortica nativa e per la frequente ridotta opacizzazione (a volte per una completa trombosi) rispetto al lume vero;
- la breccia intimale (*primary tear*), ovvero il punto di lacerazione dell'intima con ingresso del sangue nella tonaca media con formazione del falso lume;
- il flap medio-intimale che separa vero e falso lume, visibile anche nelle scansioni precontrastografiche come linea iperdensa rispetto al lume vasale o per la presenza di calcificazioni intimali;
- la breccia di rientro (*re-entry tear*), ovvero il termine della dissezione con eventuale ricongiungimento dei due lumi per la presenza di un flap intimale libero, flottante, oppure con termine a *cul-de-sac*;
- la presenza di fenestrazioni (spesso anche multiple) tra i due lumi aortici, con rifornimento del falso lume.

In sede di refertazione è innanzitutto fondamentale fornire informazioni sul tipo di dissezione (Stanford A o B), al fine di indirizzare il paziente al miglior approccio terapeutico. Dopo aver segnalato le dimensioni, la breccia di entrata e di uscita e l'estensione della dissezione, è bene segnalare sempre l'origine dei vasi collaterali dall'uno o l'altro lume e il loro eventuale coinvolgimento da parte della dissezione per la possibile sintomatologia che ne potrebbe derivare:

- ischemia cerebrale nel caso di coinvolgimento delle arterie carotidi;
- alterazioni del flusso agli arti superiori nel caso di estensione della dissezione alle arterie succlavie;
- alterazioni della perfusione dei parenchimi addominali fino a un quadro di vera e propria insufficienza d'organo, che spesso si verifica per un coinvolgimento delle arterie renali *(Fig. 5)*.

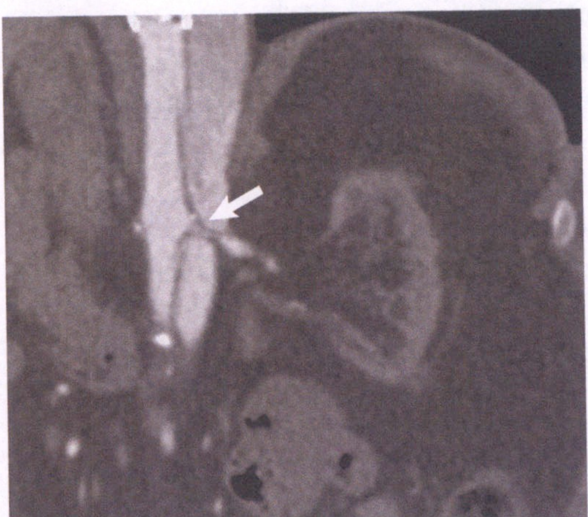

Figura 5 Ricostruzione MPR sul piano coronale; appare ben evidente la dissezione aortica che coinvolge l'origine dell'arteria renale sinistra (*freccia*), determinando un'ipoperfusione del rene con conseguente ipotrofia parenchimale

Ematoma intramurale

È un'emorragia spontanea all'interno della tonaca media per rottura dei vasa vasorum oppure come conseguenza di un'ulcera penetrante o di un trauma toracico chiuso (6%), senza evidenza di lacerazione intimale. Può rappresentare in molti casi lo stadio precedente la dissezione *[8]*.

Analogamente alle dissezioni, anche nel caso dell'ematoma intramurale è prevista una classificazione di Stanford in tipo A (57%) e tipo B (43%). Il trattamento prevede un videat chirurgico/interventistico e un trattamento indicato soprattutto in caso di complicazioni (dissezione, rottura o formazione di aneurisma). In alcuni casi l'ematoma può sempre restare stabile o addirittura regredire spontaneamente.

All'imaging angio-TC, l'ematoma intramurale si riconosce per la presenza nelle scansioni precontrastografiche di un'area di iperdensità a morfologia falciforme o circonferenziale nel contesto della parete aortica (lo spessore può variare da 3 mm a 1 cm; in particolare uno spessore >7 mm con densità >60 UH è altamente predittivo) *(Fig. 6)*. Dopo somministrazione del mezzo di contrasto si osserva un lieve potenziamento dell'ispessimento senza lacerazioni intimali, mentre un potenziamento della parete aortica esterna all'ematoma è indice d'infiammazione avventiziale. La diagnosi differenziale va posta con l'aortite, in cui però manca l'iperdensità basale dell'ispessimento.

In sede di refertazione è opportuno descrivere la localizzazione dell'ematoma intramurale (tipo A o B), le dimensioni massime dell'aorta e del lume residuo in corrispondenza dell'ematoma, lo spessore massimo della parete aortica (oltre i 2 cm c'è un maggior rischio di mortalità), l'eventuale potenziamento dell'avventizia dopo contrasto, eventuali segni di ulcerazione intimale.

Ulcera penetrante

È una placca aterosclerotica complicata da erosione dell'intima e della lamina elastica interna fino alla tonaca media *(Fig. 7)* [9]. Possono verificarsi fenomeni emorragici all'interno della tonaca media (con conseguente evoluzione in ematoma intramurale) fino a una vera e propria dissezione.
In rari casi, se l'ulcerazione si estende ulteriormente fino a raggiungere l'avventizia, si può determinare la formazione di aneurismi, pseudo-aneurismi o rottura aortica.

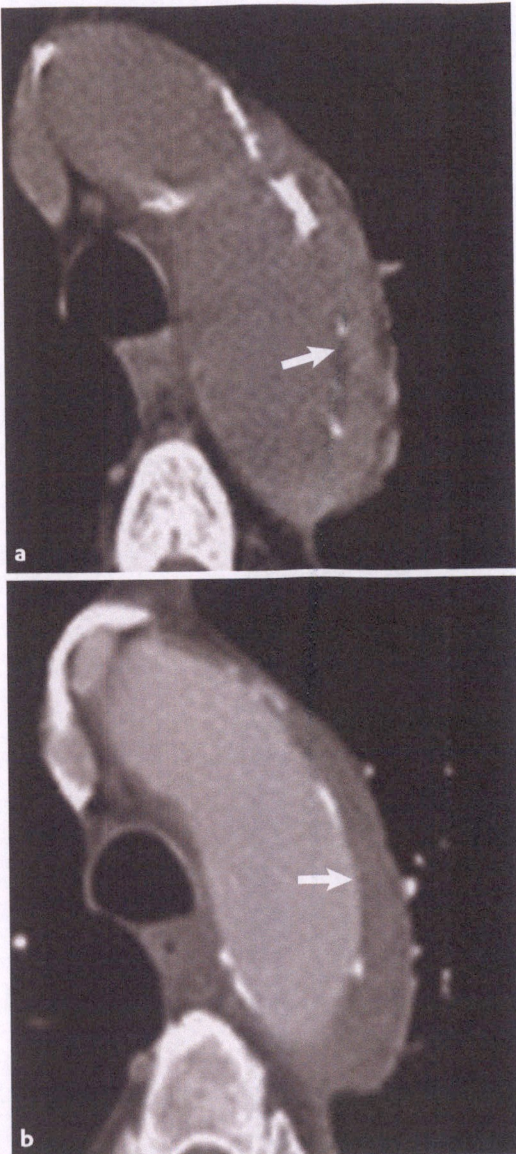

Figura 6 Immagine TC assiale; la *freccia* (**a**) indica la presenza di un ematoma intramurale a livello dell'arco aortico, riconoscibile per una maggiore densità nella scansione pre-contrastografica (*freccia*). Sono anche evidenti alcune focali calcificazioni intimali all'interfaccia con l'area di iperdensità. Dopo somministrazione endovenosa di mezzo di contrasto (**b**) la stessa immagine permette di riconoscere l'assenza di potenziamento post-contrastografico dell'ematoma e quindi la conferma della diagnosi

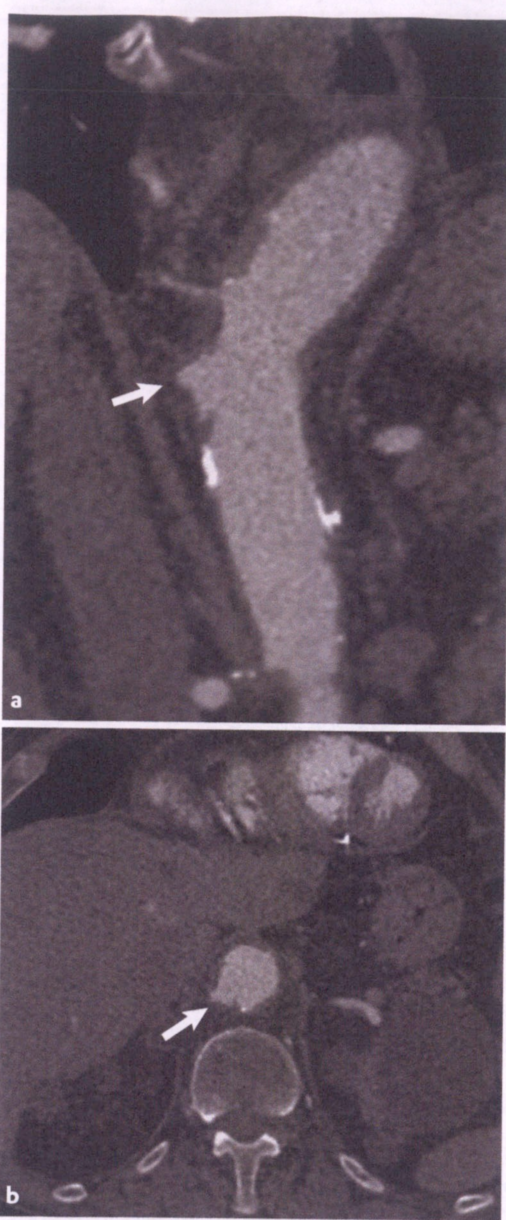

Figura 7 Ricostruzione MPR sul piano coronale (**a**); al passaggio aortico toraco-addominale è presente un'ulcera penetrante localizzata sul versante laterale destro (*freccia*); l'immagine assiale (**b**) permette di identificare il coinvolgimento ulcerativo profondo (a livello della tonaca media) (*freccia*)

In base al quadro clinico e all'imaging, il trattamento può essere semplicemente farmacologico o anche chirurgico/endovascolare nei casi di ulcerazioni profonde e sintomatiche (per esempio dolore toracico).

L'angio-TC permette di visualizzare una lesione ulcerativa che supera lo strato intimale della parete aortica e si estende attraverso la tonaca media debordando il contorno esterno del vaso. Spesso un sito di localizzazione dell'ulcera è rappresentato dall'arco aortico, comunque qualsiasi sito di aterosclerosi può costituire la sede di un'ulcerazione parietale.

Pseudoaneurisma da trauma chiuso

A seguito di un evento traumatico chiuso (ad esempio un incidente stradale), la rapida decelerazione determina una trazione dell'aorta, generalmente tra l'arco aortico che essendo più mobile si muove anteriormente e il tratto discendente prossimale che rimane ancorato ai vasi intercostali e al legamento arterioso. Nel 90% dei casi il sito di lesione aortica è l'istmo, essendo un punto di minor resistenza.

A seguito di una lacerazione della parete aortica, sotto la spinta della pressione arteriosa, il sangue si fa strada nei tessuti periaortici e forma una sacca in comunicazione con il lume aortico, contenuta dalla sola tonaca avventizia o semplicemente dai tessuti molli circostanti periavventiziali, in continuo rifornimento. Con il passare del tempo può stabilizzarsi o ingrandirsi progressivamente fino alla rottura. Concomitano spesso ematoma mediastinico, emopericardio e emotorace.

Scheda riassuntiva

1) L'angio-TC rappresenta la modalità d'imaging di prima scelta in emergenza, grazie alla sua rapidità di esecuzione.

2) In presenza di una dissezione, la prima cosa necessaria è identificare un eventuale coinvolgimento dell'aorta ascendente nel pericolo di estensione della dissezione al piano valvolare e alle arterie coronarie. Nel referto è inoltre importante indicare le caratteristiche del lume vero e falso e il coinvolgimento di altri organi per possibili complicanze ischemiche che potrebbero richiedere un trattamento immediato.

3) L'angio-TC è particolarmente utile nello studio dell'ematoma intramurale e in particolare nella diagnosi differenziale con una patologia infiammatoria (aortite); l'ematoma intramurale è infatti potenzialmente a rischio di evoluzione in dissezione e necessita pertanto di una diagnosi tempestiva e di uno stretto monitoraggio.

4) Grazie alla sua rapidità di esecuzione e all'elevata risoluzione spaziale l'angio-TC consente una diagnosi tempestiva in caso di pseudoaneurisma post-traumatico, condizione che necessita di stretta sorveglianza per la sua possibile evoluzione verso la rottura aortica.

Patologia aterosclerotica e aneurismatica

Sindrome di Leriche

È un'arteropatia ostruttiva cronica periferica, caratterizzata da ostruzione del carrefour aortico (aorta e arterie iliache comuni) con possibile estensione craniale del trombo fino a livello delle arterie renali *(Fig. 8) [10]*. L'angio-TC permette di identificare l'ostruzione vascolare ed evidenziare i circoli

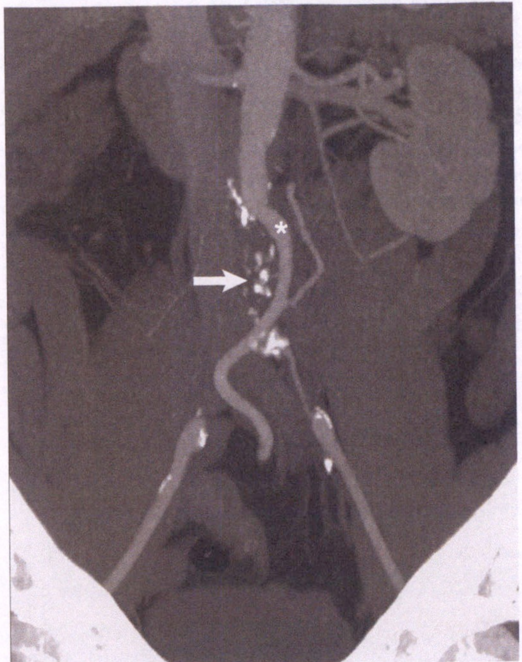

Figura 8 Ricostruzione MIP sul piano coronale di un'ostruzione aorto-iliaca (sindrome di Leriche) con riabitazione del circolo arterioso a livello delle arterie iliache esterne bilateralmente. La *freccia* indica le calcificazioni localizzate sulla parete dell'aorta ostruita; l'*asterisco* indica l'arteria mesenterica inferiore che appare ipertrofica per un meccanismo di compenso dell'ostruzione vascolare

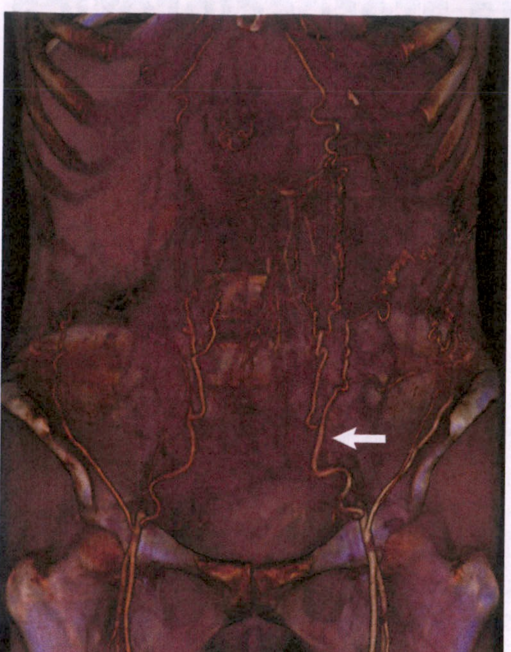

Figura 9 Ricostruzione VR sul piano coronale di un ulteriore caso di sindrome di Leriche. Sono ben riconoscibili i circoli arteriosi collaterali ipertrofici (in particolare le arterie epigastriche inferiori, *freccia*) per bypassare l'ostruzione arteriosa

arteriosi periferici che si ipertrofizzano al fine di aggirare l'ostacolo e condurre il sangue agli arti inferiori *(Fig. 9)*.

In sede di refertazione l'occlusione aortica viene distinta in iuxtarenale (<5 mm dall'origine delle aa renali), infrarenale (o craniale all'origine dell'AMI), inframesenterica (o caudale all'origine dell'AMI). Il trattamento è variabile dal solo monitoraggio clinico-strumentale a quello chirurgico.

Aneurisma aterosclerotico

Per definizione, l'aneurisma aortico è rappresentato da una dilatazione dell'aorta che superi i 4 cm a livello del tratto ascendente e i 3 cm a livello del tratto discendente *[11]*.

Nel 70% dei casi la patogenesi è riconducibile alla malattia aterosclerotica; meno frequenti sono aneurismi da cause ereditarie (degenerazione cistica della media, sindrome di Marfan, sindrome di Ehlers-Danlos), infettive (aortite luetica, aortite micotica, febbre reumatica) o autoimmuni (artrite reumatoide, lupus eritematoso sistemico, sclerodermia) [12].

Dal punto di vista tecnico, oltre alla fase arteriosa (essenziale anche in fase di emergenza per dimostrare eventuali segni di sanguinamento attivo), eseguire una scansione precontrastografica può essere utile per ottenere informazioni aggiuntive sulla composizione del trombo (segni di rottura imminente o emorragie peri-vascolari) o per ottimizzare la fase arteriosa posizionando la ROI esattamente all'interno della dilatazione (ciò evita il verificarsi di una possibile irregolare opacizzazione del lume aneurismatico da turbolenza del flusso sanguigno).

In sede di refertazione è importante segnalare:
- sede dell'aneurisma: "ectasia/aneurisma annulo-aortico" (nel caso in cui la dilatazione coinvolga la porzione del bulbo aortico e i seni di Valsalva) *(Fig. 10)*; ascendente (con eventuale coinvolgimento dell'arco) *(Fig. 11)*; toraco-addominale *(Fig. 12)*; sovra-renale; infra-renale (coinvolgente l'origine delle arterie renali); iuxta-renale (con origine a meno di 1 cm dalla più caudale delle arterie renali); sotto-renale (con origine a più di 1 cm dalla più caudale delle arterie renali) *(Fig. 13)*;
- morfologia, diametro massimo ed estensione longitudinale della dilatazione aneurismatica;
- presenza/assenza e morfologia di un'eventuale apposizione trombotica intra-aneurismatica [13] o ulcerazioni dell'intima e diametro massimo del lume aortico residuo;
- morfologia, diametro trasverso ed estensione longitudinale del colletto prossimale e distale (usati soprattutto nel caso di aneurismi dell'aorta sottorenale in cui si prospetti il posizionamento di un'endoprotesi);
- morfologia e diametro massimo dei siti di accesso per un eventuale approccio percutaneo (arterie iliache e femorali);
- origine di vasi collaterali dal lume aneurismatico (ad esempio l'origine delle coronarie nel caso di aneurisma del bulbo aortico o anche l'ori-

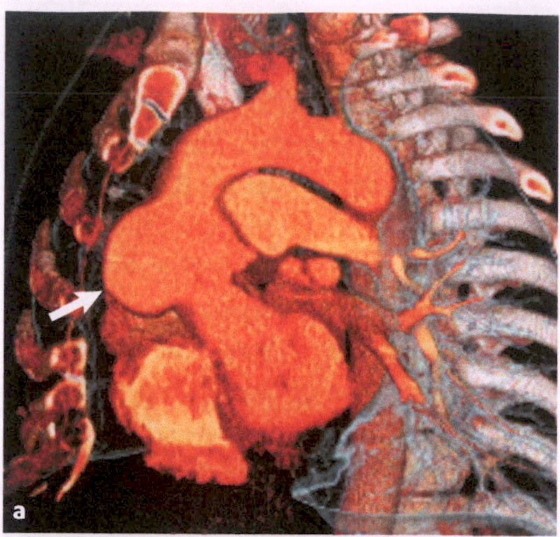

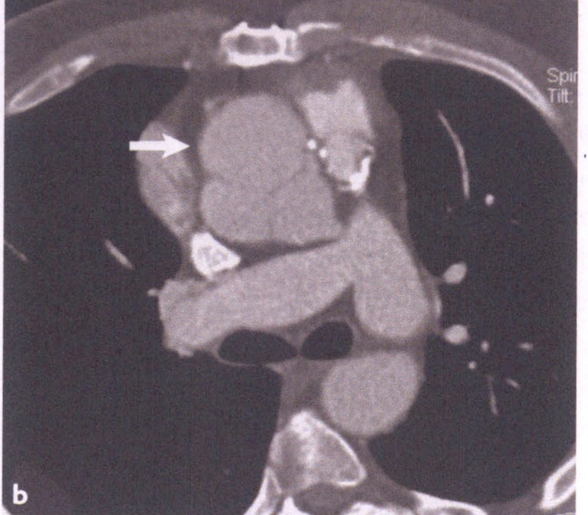

Figura 10 Ricostruzione VR sul piano sagittale obliquo (**a**). La *freccia* indica la presenza di un aneurisma del seno coronarico destro; l'immagine sul piano assiale (**b**) dimostra meglio la dilatazione del seno coronarico rispetto agli altri due (*freccia*)

gine di arterie renali accessorie nel caso di aneurisma sottorenale);

- rapporti con le strutture circostanti extravascolari;
- anomalie di decorso delle vene renali (la vena renale sinistra a decorso retro-aortico o circumaortico deve essere segnalata soprattutto nel caso in cui si prospetti un intervento chirurgico per aneurisma sottorenale) [14].

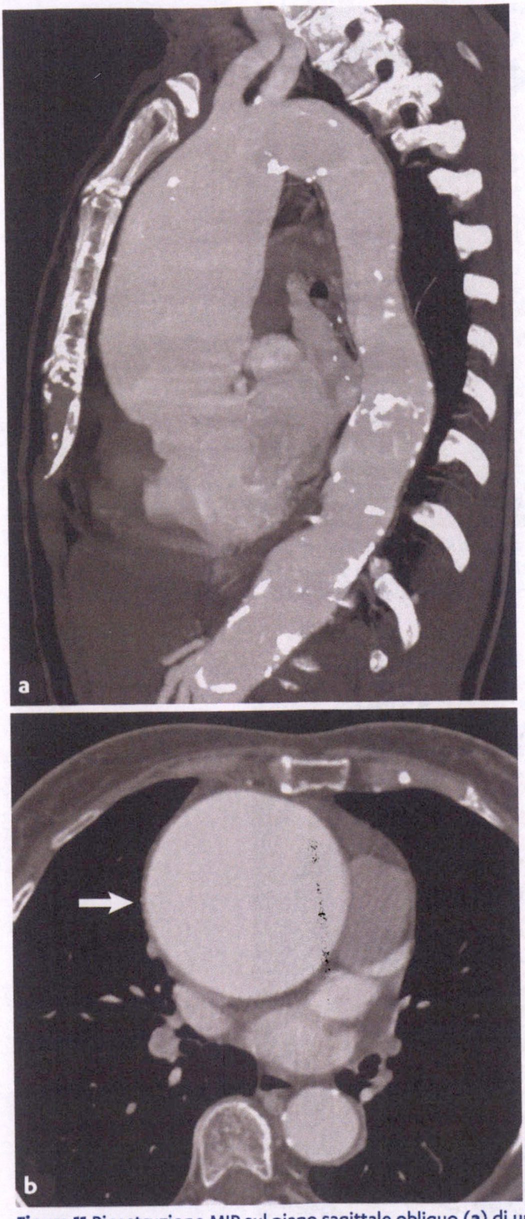

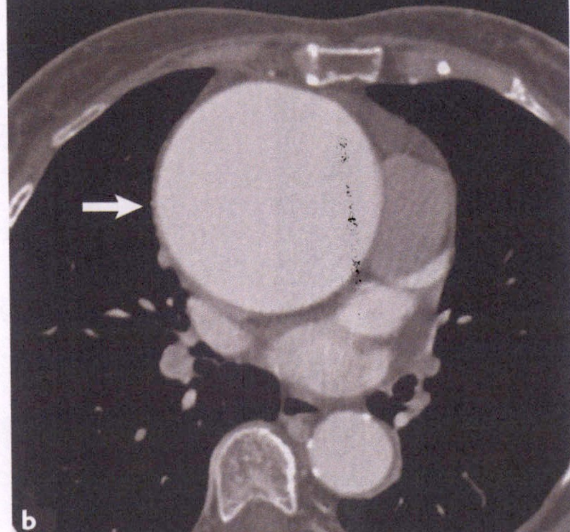

Figura 11 Ricostruzione MIP sul piano sagittale obliquo (**a**) di un voluminoso aneurisma dell'aorta ascendente; in questo caso l'arco aortico appare ectasico mentre la porzione discendente mostra un calibro sostanzialmente conservato. L'immagine assiale (**b**) mostra meglio le dimensioni dell'aneurisma aortico ascendente (*freccia*) rispetto al tratto discendente

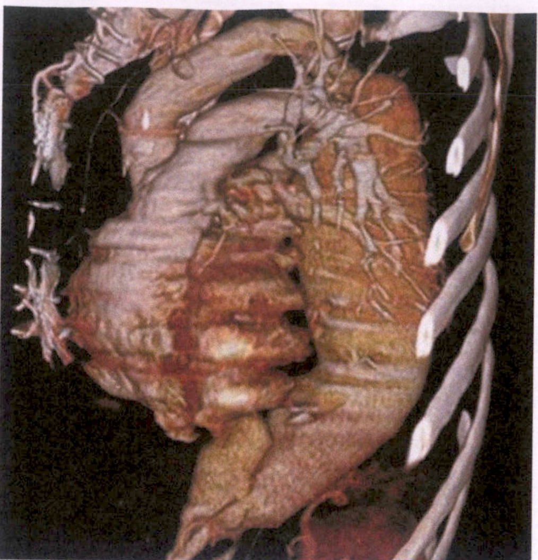

Figura 12 Ricostruzione VR sul piano sagittale obliquo di un aneurisma dell'aorta toraco-addominale. La dilatazione aortica comincia a livello della porzione discendente e termina inferiormente al diaframma, in corrispondenza dell'origine del tripode celiaco

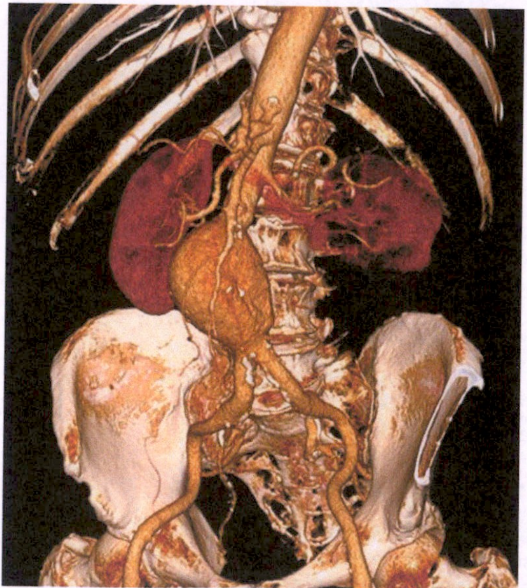

Figura 13 Ricostruzione VR sul piano coronale che dimostra la presenza di un aneurisma aortico sottorenale che termina a monte del carrefour aorto-iliaco

L'importanza di fornire al chirurgo/radiologo interventista queste informazioni è data dalla possibilità per il radiologo di identificare all'imaging fattori di rischio per eventuali complicazioni (ad esempio una rottura aneurismatica) *(Fig. 14)*. Il rischio di rottura, infatti, aumenta con le dimensioni dell'aneurisma (maggiore è il diametro, maggiore la tensione parietale) *[15]*. Segni d'imminente rottura sono rappresentati da fenomeni emorragici intralesionali (il segno della mezzaluna è infatti indicato come un'area falciforme di iperdensità nel contesto della parete aortica o nel trombo murale di un aneurisma, meglio apprezzabile nelle scansioni basali) *[16]*.

Segni di rottura contenuta sono invece rappresentati dalla parete aortica posteriore strettamente adesa alla colonna vertebrale, a margini irregolari e poco definiti oppure dalla presenza di un ematoma periaortico o un iniziale stravaso di mezzo di contrasto. Infine, segni di rottura in atto sono rappresentati dall'ematoma retro peritoneale o da un evidente stravaso extraluminale di mezzo di contrasto (mdc).

Aortite e aneurisma infiammatorio

È una condizione rara, caratterizzata da un'infiammazione della parete aortica con formazione di un pannicolo circostante e possibile conseguente dilatazione o stenosi del lume vascolare *(Fig. 15)*.

Lo stafilococco e lo streptococco sono gli agenti patogeni più comuni: un'arterite infettiva causa una fissurazione nella parete vasale con conseguente rottura contenuta e successiva formazione di uno pseudoaneurisma che può poi evolvere in un aneurisma vero e proprio. Da un punto di vista istologico, pertanto, il pannicolo periaortico è formato da tessuti molli perivascolari, ematoma e tessuto fibrotico.

Importante, durante l'esecuzione dell'esame, è che oltre a una fase arteriosa sia eseguita anche una scansione venosa, al fine di dimostrare un caratteristico potenziamento del pannicolo periaortico indice di flogosi in atto.

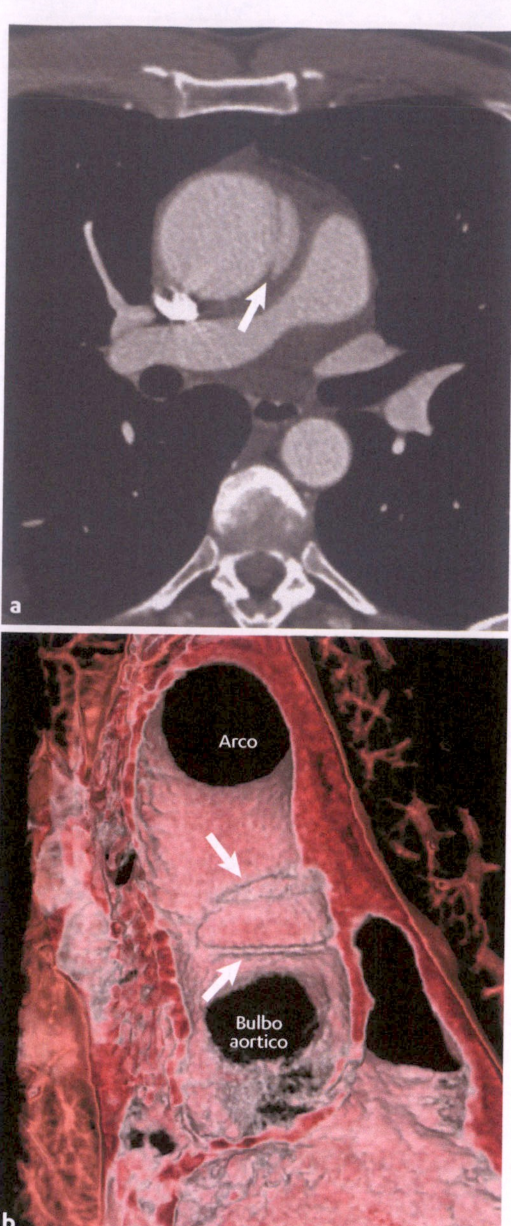

Figura 14 Immagine MPR assiale in paziente con rottura dell'aorta ascendente (**a**); la *freccia* indica il punto di rottura della parete vasale. La ricostruzione VR (**b**) permette di riconoscere la focale area di cedimento della parete aortica (*frecce*)

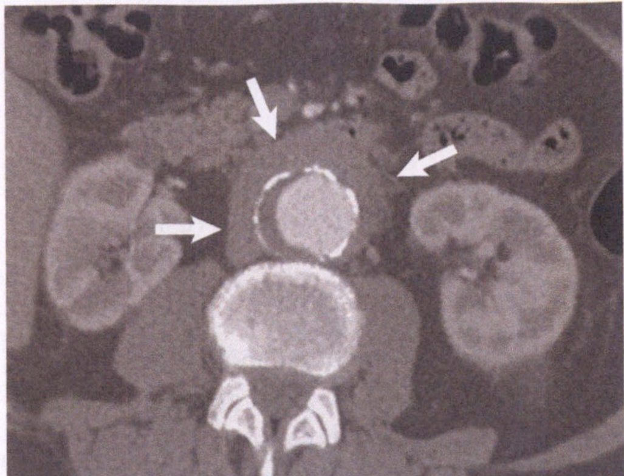

Figura 15 Immagine assiale in paziente con aortite; le *frecce* indicano l'ispessimento parietale associato alla presenza di un pannicolo infiammatorio circostante l'aorta

In sede di refertazione è quindi necessario segnalare anche le dimensioni del pannicolo periaortico e l'eventuale coinvolgimento di strutture o vasi adiacenti.

Aneurismi micotici

Cause predisponenti alla formazione di aneurismi micotici sono rappresentate da endocardite batterica, aterosclerosi, abuso di droghe, trauma aortico, immunocompromissione sistemica. Un altro meccanismo è la diffusione infettiva nella parete aortica per via ematica tramite i vasa vasorum o per contiguità da un sito d'infezione extravascolare vicino.

L'angio-TC permette di identificare un aneurisma tipicamente sacculare, a sviluppo eccentrico, contenente trombosi, raramente a pareti calcifiche, con tendenza a coinvolgere l'aorta ascendente. La parete è assottigliata e mostra alterazioni infiammatorie del tessuto periaortico . Rispetto a quello aterosclerotico, l'aneurisma micotico presenta crescita più rapida, assenza di calcificazioni parietali, morfologia sacciforme eccentrica (mai fusiforme), segni e sintomi di infiammazione (febbre, infezione batterica in atto o pregressa, emoculture positive).

Il trattamento è endovascolare o chirurgico tenendo presente che in questi casi la mortalità è alta in assenza di trattamento (67%) *[21, 22]*.

> **Scheda riassuntiva**
>
> 1) Lo studio angio-TC è molto utile nell'ostruzione del carrefour aortico non solo per la diagnosi della patologia ma anche per l'identificazione di circoli arteriosi di compenso.
>
> 2) Nell'ambito della patologia aneurismatica, l'angio-TC assume un ruolo fondamentale non solo per la diagnosi della patologia in elezione e in emergenza ma anche nel planning preoperatorio, fornendo informazioni sull'aneurisma stesso e anche sulle strutture circostanti o su eventuali anomalie vascolari coesistenti.
>
> 3) Lo studio angio-TC risulta molto utile anche nella diagnosi differenziale tra aneurisma aterosclerotico e infiammatorio, ai fini di un adeguato trattamento.

Imaging post-operatorio

Endoprotesi aortica

Attualmente il trattamento di patologie aortiche tramite il posizionamento di endoprotesi per via endovascolare rappresenta una valida alternativa alle tradizionali tecniche chirurgiche, non solo in elezione ma soprattutto anche in urgenza [23–25]. Le endoprotesi attualmente in uso presentano morfologia variabile (retta, biforcata aorto-bisiliaca, aorto-monoiliaca, conica), sono formate da uno scheletro in acciaio o nitinolo e un rivestimento interno in Dacron, poliuretano o PTFE *(Figg. 16, 17)*. Tecnicamente è bene

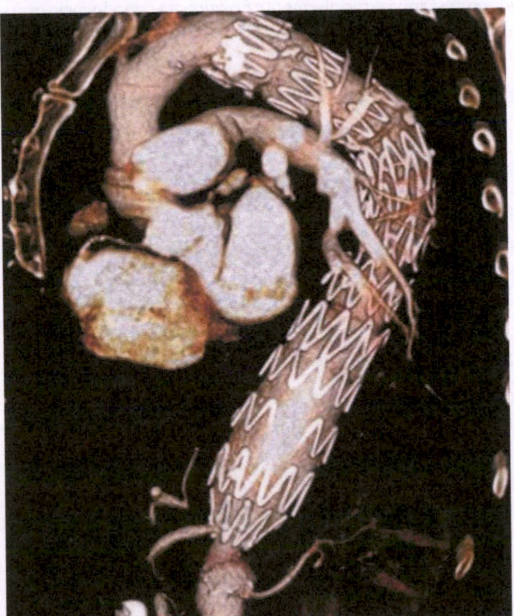

Figura 16 Ricostruzione VR sul piano sagittale obliquo in paziente con endoprotesi dell'aorta toracica. L'endoprotesi appare regolarmente posizionata con origine a valle dell'arco aortico

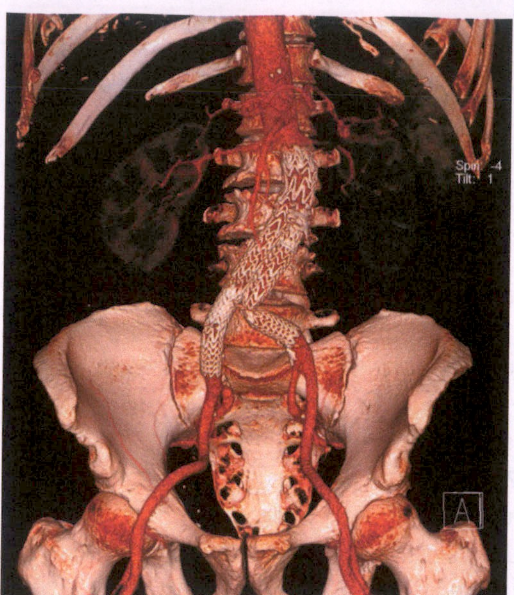

Figura 17 Ricostruzione VR sul piano coronale in paziente sottoposto a posizionamento di endoprotesi aorto-bisiliaca; l'endoprotesi appare regolarmente posizionata con aggancio prossimale in sede sottorenale e lieve incurvamento del modulo iliaco sinistro

acquisire una fase precontrastografica, una arteriosa e una tardiva (a circa 120 secondi). In sede di refertazione è bene valutare posizionamento, morfologia e decorso dell'endoprotesi; l'aorta nativa esclusa (sacca aneurismatica); l'eventuale presenza di complicanze (*endoleak*, dissezioni, rottura della protesi, infiammazioni, ecc.); i siti di accesso endovascolari (generalmente le regioni inguinali e le arterie femorali comuni).

L'*endoleak* è definito come la persistenza di flusso sanguigno all'interno della sacca aneurismatica ma all'esterno dell'endoprotesi *[26]*.

In relazione alla modalità di formazione si classificano in 5 tipi:
- **I tipo:** la breccia è localizzata sul sito di ancoraggio (**tipo Ia:** prossimale; **tipo Ib:** distale);
- **II tipo:** rifornimento della sacca da un vaso collaterale (in genere il più frequente, ad origine dalle arterie lombari e dalla mesenterica inferiore, a localizzazione periferica) *(Fig. 18)*;

- **III tipo:** rifornimento causato da rottura della protesi (si localizza attorno alla protesi risparmiando la periferia della sacca);
- **IV tipo:** rifornimento causato da una porosità dell'endoprotesi;
- **V tipo:** raro, caratterizzato dall'assenza di un evidente *endoleak* ma da un progressivo ingrandimento della sacca.

Nella maggior parte dei casi, se di piccole dimensioni, non comportano

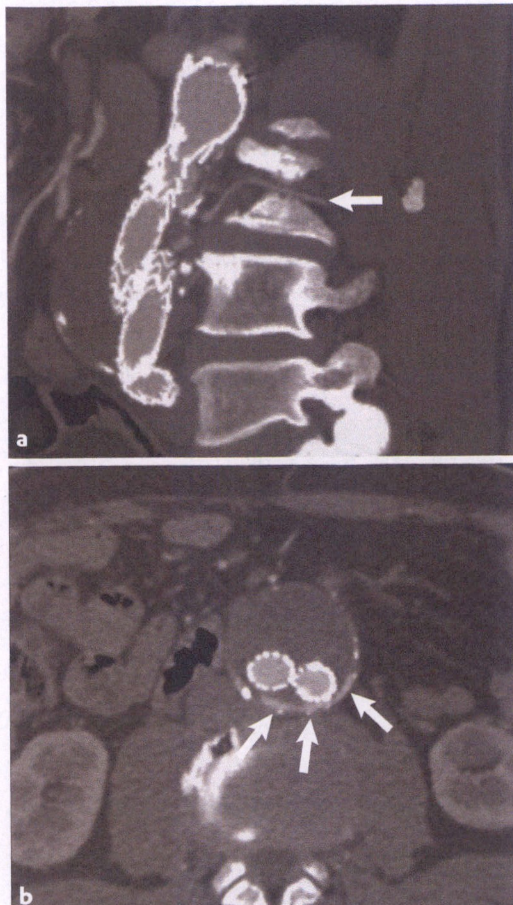

Figura 18 Ricostruzione MIP in paziente con *endoleak* di II tipo; la freccia (**a**) indica la presenza di un'arteria lombare pervia che determina un rifornimento della sacca aneurismatica. L'immagine assiale (**b**) dimostra la presenza di un endoleak sul versante posteriore della sacca aneurismatica (*frecce*)

significative problematiche, tuttavia nella restante parte dei casi possono portare a ingrandimento della sacca aneurismatica e alla progressione della malattia, esponendo il paziente a rischio di rottura.

In questi casi, la scansione precontrastografica è utile per distinguere le piccole calcificazioni del trombo da un modesto stravaso di mezzo di contrasto, mentre la fase tardiva permette di identificare *endoleak* a basso flusso.

Un'altra complicanza è rappresentata dall'infezione della parete aortica o della sacca aneurismatica esclusa dall'endoprotesi aortica nei giorni successivi all'intevento o a distanza di tempo, generalmente causata da una disseminazione intraoperatoria o ematogena di stafilococco o streptococco [27]. Clinicamente si manifesta con i sintomi e segni dell'infezione; in alternativa può esordire con i segni di una fistola aorto-enterica. L'angio-TC permette di identificare un tessuto infiammatorio periaortico con aree necrotiche interne e bolle gassose o eventualmente una vera e propria raccolta ascessuale periaortica; perdita dei piani di clivaggio adiposi peri-

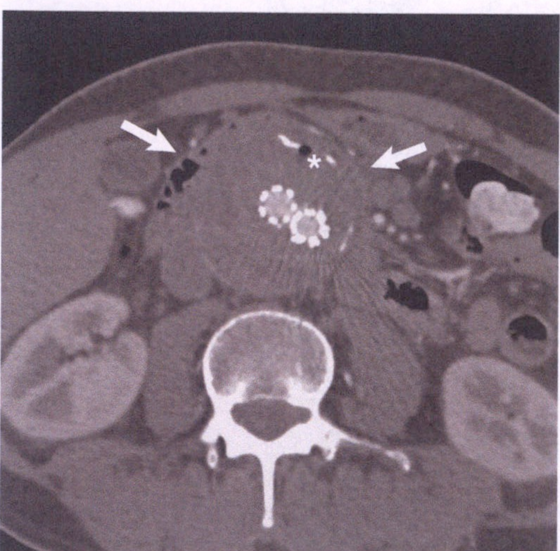

Figura 19 Immagine assiale di angio-TC in paziente precedentemente sottoposto a posizionamento di endoprotesi aorto-bisialica. L'*asterisco* indica la presenza di una bolla aerea all'interno della sacca aneurismatica dovuta alla presenza di una fistola aorto-enterica; un'ansa del piccolo intestino appare infatti strettamente aderente alla sacca aneurismatica (*frecce*)

aortici; versamento pleurico o pericardico; rottura contenuta dell'aorta (pseudoaneurisma) o *endoleak*.

La fistola aorto-enterica è una comunicazione tra lume aortico e intestino (nella maggior parte dei casi il duodeno), spesso secondaria a una procedura endovascolare o chirurgica. È considerata urgenza e come tale deve essere posta indicazione all'intervento chirurgico. L'angio-TC può aiutare nell'individuazione di uno stretto contatto tra aorta e intestino con eventuale presenza di tramiti fistolosi o bolle aeree *(Fig. 19)*. L'utilizzo del mdc può dimostrare un eventuale stravaso all'interno dell'intestino.

Protesi chirurgica

Le opzioni chirugiche per il trattamento delle patologie dell'aorta toracica sono varie e l'approccio ricostruttivo viene selezionato sulla base di diversi fattori (estensione anatomica di patologia, età, necessità di terapia anticoagulante, stato dell'aorta nativa e della valvola aortica, pregressa chirurgia aortica). Tecnicamente è bene eseguire sempre una scansione precontrastografica (le protesi sintetiche mostrano una tenue iperdensità nella scansione pre-contrastografica); l'acquisizione post-contrastografica arteriosa va sempre cardiosincronizzata nel caso in cui si voglia studiare con particolare attenzione il bulbo o la valvola aortica; una scansione tardiva infine è necessaria solo in casi selezionati (spandimento ematico extravascolare, persistenza di dissezione a basso flusso) *[28]*.

In sede di refertazione è bene descrivere la morfologia, il posizionamento e l'integrità della protesi nonché eventuali possibili segni d'infezione protesica. I tipi d'intervento variano sulla base del sito di trattamento, del tipo di protesi e dell'inclusione della protesi all'interno dell'aorta nativa mantenuta come rivestimento. Tra i molteplici interventi possibili si ricordano quelli maggiormente utilizzati:
- **sostituzione dell'aorta ascendente:** prevede in alcuni casi anche la contemporanea sostituzione della valvola aortica con re-impianto degli osti coronarici sulla protesi. È importante ricordare che nel punto

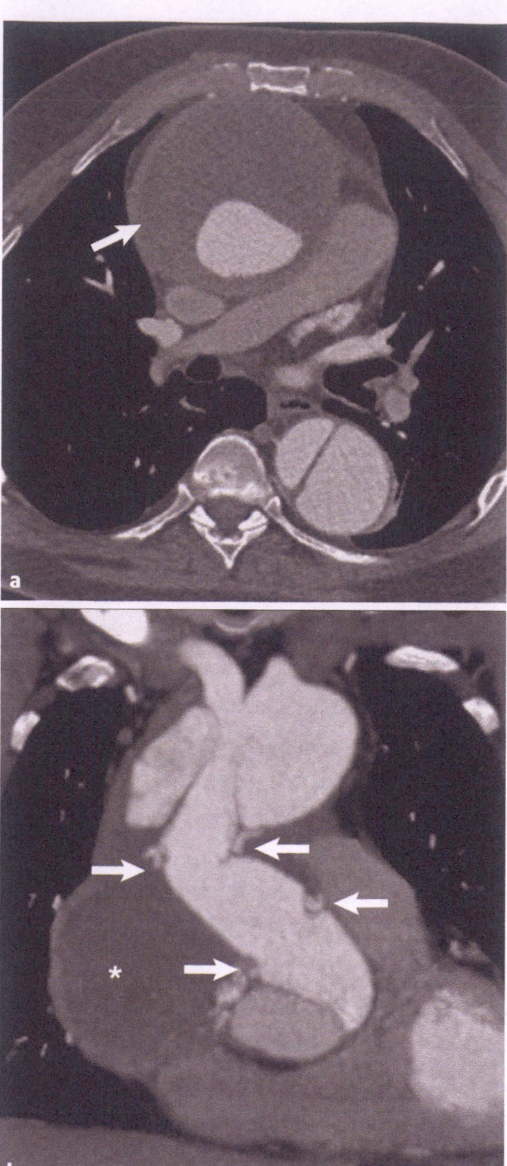

Figura 20 Immagine angio-TC assiale in paziente sottoposto a sostituzione protesica dell'aorta ascendente (**a**). La *freccia* indica la presenza di una voluminosa raccolta fluida in sede perianastomotica in esito all'intervento. L'immagine ricostruita sul piano coronale (**b**) permette di visualizzare l'estensione longitudinale della raccolta perianastomotica (*asterisco*); le *frecce* indicano le anastomosi prossimale e distale della protesi

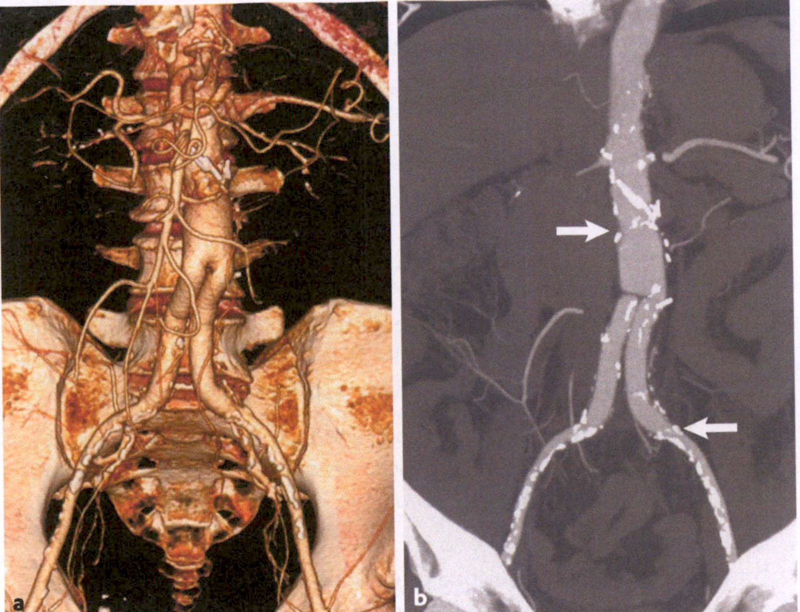

Figura 21 Ricostruzione VR sul piano coronale in paziente sottoposto a sostituzione protesica aorto-iliaca (**a**); la ricostruzione MIP (**b**) permette di visualizzare le calcificazioni sulla parete aortica nativa (chiusa attorno alla protesi); le *frecce* indicano le anastomosi prossimale e distali

d'introduzione della cannula per la circolazione extracorporea può residuare un bottone protrudente all'esterno del profilo aortico che può essere erroneamente interpretato come uno pseudoaneurisma. In molti casi può residuare in sede perianastomotica una quantità variabile di materiale a bassa attenuazione (sieroma, ematoma in fase di organizzazione, fibrosi, tessuto di granulazione) che rimane stabile nel tempo o tende lentamente a risolversi *(Fig. 20)*. Nei casi in cui invece si osserva un'abbondante raccolta periprotesica che aumenta nei follow-up si può pensare a una deiscenza dell'anastomosi con spandimento ematico o a un ascesso periprotesico per infezione della protesi;

- **sostituzione dell'aorta addominale:** è il trattamento di scelta in emergenza o qualora non sia possibile un approccio endovascolare. Prevede l'apertura della sacca aneurismatica, il posizionamento di una protesi (generalmente in dacron) e la chiusura dell'aorta nativa a circondare la protesi *(Fig. 21)*;

- **bypass aorto-aortico/-iliaco/-femorale:** in alcuni casi la protesi non viene posizionata all'interno dell'aorta nativa ma esternamente ad essa e regolarmente anastomizzata a livello aortico e iliaco o femorale.

Le complicanze a seguito di una sostituzione protesica sono rare (<6%); tuttavia, esse presentano una mortalità del 25-75% *[29]*.

Scheda riassuntiva

1) I principali tipi di approccio alla patologia aterosclerotica e aneurismatica aortica sono quello endovascolare (posizionamento di endoprotesi) e quello chirurgico (protesi e bypass).

2) In caso di posizionamento di endoprotesi è bene descrivere lo stato della protesi (aggancio, decorso, ecc.) e l'eventuale presenza di complicanze (*endoleak*, infezioni, fistole aorto-enteriche, ecc.).

3) In caso di sostituzione protesica è indispensabile eseguire uno studio cardiosincronizzato nel caso di protesi dell'aorta ascendente, in particolare nella valutazione del bulbo e della valvola aortica).

4) È necessario nello studio angio-TC post-operatorio considerare ed escludere qualsiasi possibile complicanza, in particolare a livello dell'aorta ascendente (deiscenza dell'anastomosi, ematoma periaortico, ecc.).

Bibliografia

1. Catalano C, Passariello R (2005) Multidetector-row CT angiography. Springer, Berlin

2. Gerber TC, Kantor B, Williamson EE (2007) Computed tomography of the cardiovascular system. Taylor and Francis, London

3. Kalra MK, Saini S, Rubin GD (2008) MDCT: from protocols to practice. Springer, Berlin

4. Kimura-Hayama ET, Meléndez G, Mendizábal AL et al (2010) Uncommon congenital and acquired aortic diseases: role of multidetector CT angiography. Radiographics 30:79–98

5. Castañer E, Andreu M, Gallardo X et al (2003) CT in nontraumatic acute thoracic aortic disease: typical and atypical features and complications. Radiographics 23:S93–110

6. McMahon MA, Squirrell CA (2010) Multidetector CT of aortic dissection: a pictorial review. Radiographics 30:445–460

7. Sebastià C, Pallisa E, Quiroga S et al (1999) Aortic dissection: diagnosis and follow-up with helical CT. Radiographics 19:45–60

8. Chao CP, Walker TG, Kalva SP (2009) Natural history and CT appearances of aortic intramural hematoma. Radiographics 29:791–804

9. Hayashi H, Matsuoka Y, Sakamoto I et al (2000) Penetrating atherosclerotic ulcer of the aorta: imaging features and disease concept. Radiographics 20:995–1005

10. Sebastià C, Quiroga S, Boyé R et al (2003) Aortic stenosis: spectrum of diseases depicted at multisection CT. Radiographics 23:S79–91

11. Mao SS, Ahmadi N, Shah B et al (2008) Normal thoracic aorta diameter on cardiac computed tomography in healthy asymptomatic adults: impact of age and gender. Acad Radiol 15:827–834

12. Agarwal PP, Chughtai A, Matzinger FR, Kazerooni EA (2009) Multidetector CT of thoracic aortic aneurysms. Radiographics 29:537–552

13. Mower WR, Quinones WJ, Gambhir SS (1997) Effect of intraluminal thrombus on abdominal aortic aneurysm wall stress. J Vasc Surg 26:602–608

14. Bass JE, Redwine MD, Kramer LA et al (2000) Spectrum of congenital anomalies of the inferior vena cava: cross-sectional imaging findings. Radiographics 20:639–652

15. Rakita D, Newatia A, Hines JJ et al (2007) Spectrum of CT findings in rupture and impending rupture of abdominal aortic aneurysms. Radiographics 27:497–507

16. Arita T, Matsunaga N, Takano K et al (1997) Abdominal aortic aneurysm: rupture associated with the high-attenuating crescent sign. Radiology 204:765–768

17. Lee WK, Mossop PJ, Little AF et al (2008) Infected (mycotic) aneurysms: spectrum of imaging appearances and management. Radiographics 28:1853–1868

18. McCready RA, Bryant MA, Divelbiss JL et al (2006) Arterial infections in the new millennium: an old problem revisited. Ann Vasc Surg 20:590–595

19. Macedo TA, Stanson AW, Oderich GS et al (2004) Infected aortic aneurysms: imaging findings. Radiology 231:250–257

20. Sueyoshi E, Sakamoto I, Kawahara Y et al (1998) Infected abdominal aortic aneurysm: early CT findings. Abdom Imaging 23:645–648

21. Oderich GS, Panneton JM, Bower TC et al (2001) Infected aortic aneurysms: aggressive presentation, complicated early outcome, but durable results. J Vasc Surg 34:900–908

22. Miller DV, Oderich GS, Aubry MC (2004) Surgical pathology of infected aneurysms of the descending thoracic and abdominal aorta: clinicopathologic correlations in 29 cases (1976 to 1999). Hum Pathol 35:1112–1112

23. Bean MJ, Johnson PT, Roseborough GS et al (2008) Thoracic aortic stent-grafts: utility of multidetector CT for pre- and postprocedure evaluation. Radiographics 28:1835–1851

24. Garzón G, Fernández-Velilla M, Martí M et al (2005) Endovascular stent-graft treatment of thoracic aortic disease. Radiographics 25:S229–S244

25. Mita T, Arita T, Matsunaga N (2000) Complications of endovascular repair for thoracic and abdominal aortic aneurysm: an imaging spectrum. Radiographics 20:1263–1278

26. Bean MJ, Johnson PT, Roseborough GS et al (2008) Thoracic aortic stent-grafts: utility of multidetector CT for pre- and post-procedure evaluation. Radiographics 28:1835–1851

27. Heyer KS, Modi P, Morasch MD et al (2009) Secondary infections of thoracic and abdominal aortic endografts. J Vasc Interv Radiol 20:173–179

28. Sundaram B, Quint LE, Patel HJ, Deeb GM (2007) MDCT findings following thoracic aortic surgery. Radiographics 27:1583–1594

29. Orton DF, LeVeen RF, Saigh JA et al (2000) Aortic prosthetic graft infections: radiologic manifestations and implications for management. Radiographics 20:977–993